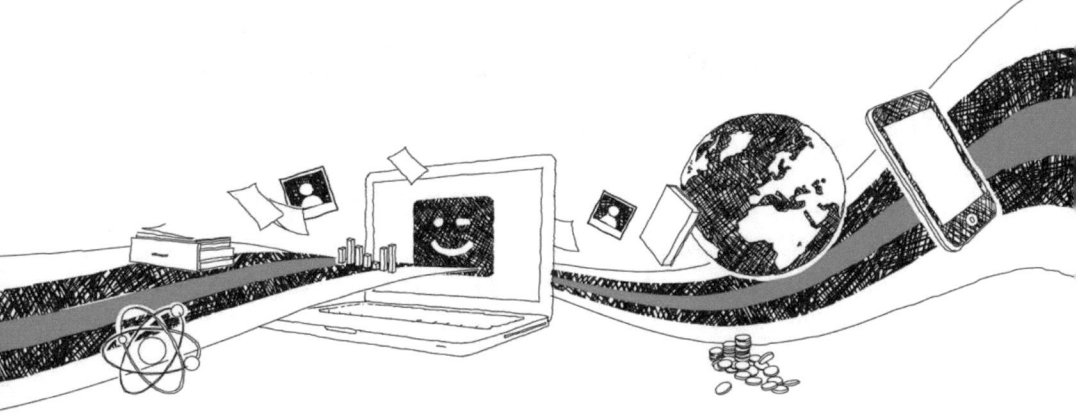
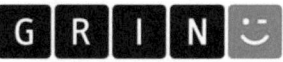

Aktuelle Befunde zur gesundheitlichen Lage von Kindern in Deutschland und ein wirksames Vorgehen der Gesundheitsförderung und Prävention

Isabelle Giesel

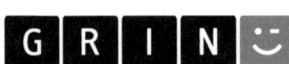

Bibliografische Information der Deutschen Nationalbibliothek:

Die Deutsche Nationalbibliothek verzeichnet diese Publikation in der Deutschen Nationalbibliografie; detaillierte bibliografische Daten sind im Internet über http://dnb.d-nb.de abrufbar.

ISBN: 9783389066980
Dieses Buch ist auch als E-Book erhältlich.

© GRIN Publishing GmbH
Trappentreustraße 1
80339 München

Druck und Bindung: Books on Demand GmbH, Norderstedt Germany
Gedruckt auf säurefreiem Papier aus verantwortungsvollen Quellen

Das vorliegende Werk wurde sorgfältig erarbeitet. Dennoch übernehmen Autoren und Verlag für die Richtigkeit von Angaben, Hinweisen, Links und Ratschlägen sowie eventuelle Druckfehler keine Haftung.

Das Buch bei GRIN: https://www.grin.com/document/1502769

Hausarbeit

Aktuelle Befunde zur gesundheitlichen Lage von Kindern in Deutschland und ein wirksames Vorgehen der Gesundheitsförderung und Prävention

Studiengang: Kindheitspädagogik Bachelor of Arts

Isabelle Giesel

Inhaltsverzeichnis

I. Abkürzungsverzeichnis

WHO- Weltgesundheitsorganisation

ca.- circa

z.B.- zum Beispiel

BMBF- Bundesministerium für Bildung und Forschung

o.g.- oben genannte

RKI- Robert Koch- Institut

BRD- Bundesrepublik Deutschland

bzw.- Beziehungsweise

sog. - sogenannte

1. Einleitung

Gesundheitsförderung und Prävention haben in der Kindheit und in der Jugend eine individuelle Bedeutung, denn die Kinder und die Jugendlichen stehen am Anfang eines langen Lebens. Die Prävention und Gesundheitsförderung sind gewissermaßen eine Investition in eine spezifische und gesellschaftliche Zukunft, zum einen können sie die Lebensqualität der Kinder und Jugendlichen eigenständig verbessern und zum anderen profitiert die Gesellschaft im Allgemeinen davon.

Sowohl Gesundheitsförderung als auch Prävention sind zwei Interventionsformen, welche durch die Verstärkung gesundheitsbezogener Reifung das Auftreten von Erkrankungen vermindern soll. In unserem Leben bestimmen unzählige Faktoren unsere Gesundheit. Vor allem in der Kindheit und in der Jugend ist es wichtig, sowohl das körperliche als auch das mentale Wohlbefinden zu fördern, da in diesen Altersabschnitten das Fundament für das Wohlergehen im Erwachsenenalter gelegt wird. Viele Studienergebnisse weißen immer mehr den mangelhaftenden Gesundheitszustand der Bevölkerung nach. (Steinbach, 2007)

Eine wichtige vorbeugende sowie gesundheitsfördernde Maßnahme ist die körperliche Aktivität. Der Großteil der Gesamtbevölkerung vor allem aber Kinder und Jugendliche, weißen einen hohen Grad an Bewegungsmangel nach, was die Entstehung vieler Erkrankungen begünstigt. Durch regelmäßige Bewegung wird das psychische und körperliche Wohlbefinden gefördert und das Risiko verschiedenartigen Erkrankungen reduziert. (Schlicht/ Brand, 2007)

Das Verhalten, das sich in der Kindheit angeeignet hat, setzt sich ebenso oft im späteren Lebensabschnitt fort. Daher gibt es vielerlei Gründe für den rechtzeitigen Einsatz von Handlungen, die zur Gesundheitsförderung und Prävention beitragen, um so Fehlentwicklungen, die im Nachhinein weitaus schwerer zu revidieren sind, so im Voraus zu vermeiden.

Diese Hausarbeit gibt eine Übersicht über die Bilanz zu der Gesundheit im Kindes- und Jugendalter mit dem Schwerpunkt Gesundheitsförderung und Prävention im Kindesalter. Diese Arbeit soll veranschaulichen, wo genau Handlungsbedarf für eine Förderung und Prävention besteht. Die gesamte Arbeit befasst sich mit der Fragestellung, *wie gesund sind Kinder in Deutschland?*

Im ersten Kapitel erfolgt zunächst eine genaue Begriffsdefinition. Anschließend wird ein allgemeiner Überblick auf den genauen Gesundheitsstatus im Kindesalter gegeben mit den Daten der KiGGS-Langzeitstudie. Das dritte Kapitel befasst sich mit den theoretischen Konzeptionen zur Gesundheitsförderung in der Kindheit. Im letzten Kapitel werden spezielle Präventions- und Therapieansätze am Beispiel Übergewichtige Kinder gegeben.

Die Hausarbeit endet mit einem Fazit.

2. Begriffsdefinition: Gesundheit, Gesundheitsförderung und Prävention

Der Begriff Gesundheit beschreibt als Fachbegriff weitaus mehr als ein Verhältnis der Abwesenheit aufgrund von Krankheiten. Nach der gängigsten Definition der Weltgesundheitsorganisation (eine Präambel der Verfassung von 1946), bedeutet Gesundheit *„ein Zustand des vollkommenen körperlichen, seelischen und sozialen Wohlbefindens und nicht allein das Fehlen von Krankheit und Gebrechen."* *(Klein-Heßling, 2006, S.14)* Diese Begriffsbestimmung stellt mit ihrer umfassenden Perspektive einen bedeutungsvollen Fortschritt gegenüber den Gesundheitskonzepten dar. Hurrelmann modifizierte die Definition der Weltgesundheitsorganisation: *„Gesundheit ist ein Zustand des objektiven und subjektiven Befindens einer Person, der gegeben ist, wenn diese Person sich in den physischen, psychischen und sozialen Bereichen ihrer Entwicklung im Einklang mit den eigenen Möglichkeiten und Zielvorstellungen und den jeweils gegebenen äußeren Lebensbedingungen befindet."* *(Hurrelmann, 1990, S.62)*

Entsprechend der Ottawa Charta von 1986 bedeutet die Bezeichnung Gesundheitsförderung, dass die Menschen durch einen oder mehrere Prozesse einen hohen Grad an Selbstbestimmung erhalten sollen. Hierdurch soll es ermöglicht werden die Gesundheit der Menschen zu stärken. Aber um das physische, mentale und soziale Wohlergehen herstellen zu können, sollten einzelne oder auch Gruppen ihre Bedürfnisse erfüllen, und zudem Perspektiven und Wünsche wahrnehmen sowie ihre Umwelt zu verändern. Demzufolge ist Gesundheit ein bedeutungsvoller Teil des gewöhnlichen Lebens und kein klares Lebensziel. Bei der Umsetzung spielen die Spezifischen und auch Sozialen Ressourcen eine wichtige Rolle. Allerdings sollten auch die körperlichen Voraussetzungen dabei nicht missachtet werden. (WHO 1986)

Franzkowiak zufolge wird Prävention folgendermaßen beschrieben: *„Prävention ist der allgemeine Oberbegriff für alle Interventionen, die zur Vermeidung oder Verringerung des Auftretens, der Ausbreitung und der negativen Auswirkungen von Krankheiten oder Gesundheitsstörungen beitragen."* *(Franzkowiak, 2018).* Da diese Begriffsdefinition nicht sehr individuell ist, ist im medizinischen Kontext daher von Krankheitsprävention die Rede. Die Krankheitsprävention wird in drei Unterbegriffe geteilt, da wäre als erstes die primäre Krankheitsprävention diese soll das Risiko minimieren, die zu einem Unwohlsein führen können. Als nächstes gibt es die sekundäre Krankheitsprävention diese widmen sich mit der Früherkennung. Der letzte Unterbegriff ist die sogenannte tertiäre Krankheitsprävention, in dieser Art der Prävention geht es vielmehr darum ein Fortschreiten einer Krankheit zu verhindern und zu verzögern und somit die Folgeschäden bzw. Langzeitschäden zu vermeiden. (Franzkowiak, 2018)

3. Gesundheitsstatus im Kindesalter

Schubert et al. stellten zusammenfassend zur gesundheitlichen Situation im Kindes- und Jugendalter zwei historische Entwicklungen fest. Zum einen nimmt die Häufigkeit der Infektionskrankheiten ab. Hiermit ist hauptsächlich die Senkung der Kinder- und Säuglingssterblichkeit gemeint. Zum anderen wird der Krankheitsverlauf von Jugendlichen immer mehr von Gesundheitsbeeinträchtigungen determiniert, von dem der Ursprung in veränderten Umwelt- und Lebensgewohnheiten spekuliert wird. (Klein-Heßling, 2006)

Folglich wird zunächst ein genaueres Bild des Krankeitsspektrums bei Kindern und Jugendlichen gezeigt, angefangen mit der Erläuterung der Moralität.

Moralität: Durch die Zahlen vom Statistischen Bundesamt für Deutschland aus dem Jahr 2001 kann angemerkt werden, dass sich von 5.054 Todesfällen, die sich bei Kindern und Jugendlich bis einschließlich 15 Jahren ereignen, vor allem zwei Drittel von Säuglingen betroffen sind. Im Jugendalter nimmt die Moralität drastisch zu, sodass sie 2001 bei Jugendlichen im Alter von 15 bis 20 Jahren mit 43 Todesfällen mit mehr als 100.000 Jugendlichen dreimal so hoch ist wie im Alter von 10 bis 15. Im Säuglingsalter sind die Todesfälle größtenteils auf die Beeinflussung sowohl während der vorgeburtlichen Stufe als auch während der Geburt zurückzuführen (wie beispielsweise durch Komplikationen in der Schwangerschaft, eine kurze Schwangerschaft oder ein zu niedriges Geburtsgewicht). In den darauffolgenden Altersstufen sind Vergiftungen und Verletzungen, in Form von Unfällen die Haupttodesursache. (Klein-Heßling, 2006)

Im nächsten Abschnitt wird eine Übersicht über die Morbidität gegeben, das heißt es wir ein genauer Überblick über die Krankheitshäufigkeiten in der Kindheit und der Jugend gegeben.

Morbidität: Die internationale WHO-Vergleichsstudie *„Health Behaviour in School-aged Children" (Klein-Heßling,2006, S.17)* gibt Aufklärung, über die in der Jugend durchlebten, gesundheitlichen Beschwerden. Die derzeitigen aktuellen Angaben dieser Untersuchung stammen aus einer Erhebung der Jahre 2001 und 2002 mit ausschlaggebenden Stichproben. Die anschließende Ausführung begrenzt sich auf das Resultat für die deutsche Untersuchung mit einem Stichprobenumfang von ca. 5.640 Jugendlichen. Zur Aufnahme der Belastung durch psychosomatische und physische Beschwerden wurden Jugendliche befragt, wie oft sie die nachfolgenden Symptome erlebt haben: Kopfschmerzen, Rückenschmerzen und Bauchschmerzen etc. Obendrein wurde für diese Zeitspanne die Häufigkeit von Zuständen wie Gereiztheit, Schlafstörungen, Ängstlichkeit oder Erschöpfung ermittelt. Schaut man auf die einzelnen Anzeichen, dann wird von Erschöpfung am meisten berichtet. 25% fühlen sich beinahe täglich oder sogar mehrmals die Woche abgeschlagen, 21% wiederum fühlen sich nahezu jede Woche ausgelaugt. Danach folgen Schlafschwierigkeiten und Gereiztheit mit etwa 14%. Unter den Schmerzanzeichen wurden Kopfschmerzen mehrmals genannt, 24% leiden täglich oder mehrmals die Woche an Kopfschmerzen, mit Rückeschmerzen sind täglich bis zu 8% betroffen und unter Bauchschmerzen leiden 9%. Ähnliche Angaben zu den jüngeren Altersgruppen sind zurzeit noch nicht vorhanden. (Klein-Heßling, 2006)

Zurzeit wird von der BMBF ein sogenannter *„Kinder- und Jugend-Gesundheitssurvey für Deutschland"* ausgeführt, die maßgebenden Daten zu den Altersgruppen unter 18 festhaltet.

Aufklärung über die Verbreitung mancher der o.g. Krankheitssymptomen oder Beschwerden bei Kindern im Altern zwischen 6-10 gibt eine Studie von Lohaus, Klein-Heßling, Freytag und Fleer, in dieser Studie wurden 607 Sieben- bis Zehnjährige interviewt. Hierbei konnten Kinder für die Zeitspanne der zurückliegenden Wochen aufführen, ob sie an bestimmten Symptomen entweder nie, einmal oder mehrmals gelitten haben. Wie auch bei den Jugendlichen ist die Abgeschlagenheit auch bei Kindern im Grundschulalter das am regelmäßigsten aufgetrete Symptom. 36% der befragten Kinder haben angegeben, öfter in der Woche an Abgeschlagenheit zu leiden, weitere 36% waren zu diesem Zeitpunkt einmal ausgelaugt. Das zweit häufigste genannte Symptom sind die Schlafstörungen 29% der befragten leiden mindestens einmal in der Woche daran. In Anbetracht der verschiedenartigen Methoden sind die Resultate zu den beiden Altersgruppen nicht vergleichbar. Dennoch ist aber erkennbar, dass gesundheitliche Beeinträchtigungen nicht erst im Jugendalter erlebt wird, sondern auch schon ab dem Grundschulalter zur Alltäglichkeit wird. (Klein-Heßling, 2006)

3.1 KiGGS-Langzeitstudie

Während Ende der 1990er Jahre die Organisation für eine bundesweite Kinder- und Jugendgesundheitssurvey begann, war der Fortschritt der derzeitigen KiGGS-Langzeitstudie nicht vorauszusehen. Ein Schwerpunktbericht über die Kindergesundheit die kurz zuvor vom RKI veröffentlicht wurde, hatte vorhandene Daten aus der BRD über die Gesundheit von Kindern und Jugendlichen zusammengefasst und auf bestehende Informationslücken hingedeutet. Die Bilanzen der KiGGS-Basiserhebung erhalten Zugang zu einer Vielzahl von Berichterstattungen und Expertisen, beispielsweise sind Armuts- und Reichtumsberichterstattungen vom Bund, ein Gutachten über die Gesundheit von Kindern und Jugendlichen oder aber auch der 13. Kinder- und Jugendbericht zu nennen. Mit den Einzelheiten der KiGGS- Basiserhebung konnte man erstmals einige grundlegende Fragen zum gesundheitlichen Wohlergehen der nachkommenden Generation wie die Quote der Kinder und Jugendlichen mit Adipositas und Übergewicht, die Inzidenz von psychischen Erkrankungen sowie zum allgemeinen Gesundheitsverhalten wie der Rauch- oder Alkoholkonsum auf Nationalebene beantwortet werden. Die KiGGS-Studie hat zwei Folgeerhebungen zum einen die KiGGS Welle 1 der Erhebungszeitraum war von 2009 bis 2012 und zum anderen die KiGGS Welle 2 (der Zeitraum der letzten Erhebung war von 2014 bis 2017) im Zeitabstand von ca.6 bzw. 11 Jahren. (Mauz/ Schlack/ Hölling, 2020)

Die Meinungsumfrage der KiGGS wurde im Zeitraum 2003 bis 2006 in 167 deutschen Städten und Kommune mit insgesamt knapp 17.641 Kindern und Jugendlichen in einer Altersspanne zwischen 0- 17 Jahren und deren Eltern ausgeführt. Die Kinder und auch die Jugendlichen wurden einem körperlichentest und auch einer Untersuchung unterzogen, die Eltern wiederum wurden in Form einer Schriftlichen Befragung zum physischen, psychischen und zum Gesundheitlichen verhalten ihrer Kinder befragt, ab einem Alter von 11 Jahren wurden auch die Kinder schriftlich befragt. Bei der ersten Folgeerhebung der KiGGS Welle 1 wurde eine telefonische Umfrage durchgeführt.

Hierbei wurden alle bereits beteiligten Teilnehmer der ersten Basiserhebung wiederholt zur Teilnahme eingeladen. Auf diese Art und Weise konnten erneut von den insgesamt 11.992 Wiederholungsteilnehmern die mittlerweile 6-24-jährigen neue Daten erhoben werden. Um sowohl Aussagen als auch Querschnittsausagen zu temporären Trends im Alter von 0 bis 17 Jahren erfassen zu können, wurden bereits gewonnene Stichproben der bereits Teilgenommenen Kinder und Jugendlichen um eine neue Querschnittsstichprobe für die Altersspanne 0- 6 Jahren ergänzt, diese Daten wurden dann mit Hilfe eines Gewichtungsfaktors auf die aktuelle Bevölkerungsstruktur angeglichen. (Mauz/ Schlack/ Hölling, 2020)

Die KiGGS Welle 2 wurde ebenfalls als Untersuchungs- und Umfragen Survey entwickelt. Bei dieser Befragung wurden komplett neue Stichproben für die Jahrgänge 0 bis 17 Jahren in 167 deutschen Städten und Kommunen durchgeführt. Es wurden insgesamt knapp 15.000 Teilnehmer befragt und zusätzlich ca. 3 567 ausgewählten körperlich untersucht. Obendrein wurde jeder der erreichbaren und Wiederholungsteilnehmer aus der Basiserhebung der KiGGS Studie ihm Rahmen eines Follow-ups der Studie erneut zu einer schriftlichen Umfrage eingeladen. All diejenigen die noch in einer der Studienorte leben wurden zusätzlich noch zur Beteiligung an einer Untersuchung eingeladen. (Mauz/ Schlack/ Hölling, 2020)

Die Resultate zeigen vor allem im Bereich der physischen Gesundheit, dass 15 % der Kinder und Jugendlichen bereits unter Übergewicht leiden. In der Altersspanne zwischen 3 und 6 Jahren sind 9,3% der Mädchen und 8,9 % der Jungen bereits davon betroffen. Im Bereich des psychischen Wohlbefindens wurde recherchiert, ob die Kinder unter emotionalen Problemen, sozialen Problemen oder unter Verhaltensauffälligkeiten leiden. 29% der Kinder im Alter zwischen 3 und 10 Jahren leiden unter psychischen Auffälligkeiten. Laut der KiGGS ist das Bewegungsverhalten der Kinder zwischen 3 und 10 Jahren positiv verzeichnet. Es zeigt sich hier das drei Viertel der Kinder jeden Tag draußen aufhalten und die Hälfte alle Kinder mehr als einmal die Woche Sport machen. (RKI, 2006)

Den Ergebnissen nach zu urteilen, zeigt die KiGGS Studie, dass eine Gesundheitliche Förderung im Bereich der Bewegung, des psychischen Wohlbefindens und des Ernährungsverhalten von Nöten sind, um das Gesundheitsverhalten der Kinder positiv weiter zu erhöhen. (RKI, 2006)

4. Theoretische Konzeptionen zur Gesundheitsförderung in der Kindheit

Zur Leitidee der Gesundheitsförderung im Kindesalter gibt es eine Abfolge von theoretischen Grundgedanken, die auf unterschiedlichsten Gebieten gesundheitlich essenzielle Verhaltensweisen (z.B. Suchtverhalten oder körperliche Bewegung) und auch Erfahrungen (beispielsweise Missbrauch oder Gewalt) verweisen und erfahrungsgemäß überprüft wurden. Ein allgemeingültiger Ansatz der Gesundheitsförderung bei Kindern existiert hingegen nicht, was in Anbetracht der unterschiedlichen Bedingungen der Gesundheitsgefährdung auch nicht anders zu erwarten ist. Für diese Altersspanne sollte für einen theoretischen Grundgedanke der Gesundheitsförderung allerdings zwei Forderungen ausreichen: Zum einen sollten sie dem entsprechenden Alter und Entwicklungsstand angepasst sein und zum anderen in ihrer thematischen Orientierung den persönlichen und auch den sozialen Kontext der heranwachsenden zu berücksichtigen. (Jerusalem, 2006)

Aus der entwicklungspsychologischen Sicht ist darauf zu verweisen, dass sich die gesundheitlichen Verhaltens- und Lebensweisen im Lauf der Sozialisierung früh entwickeln und festigen und später deshalb schwer zu verändern sind. Bedeutend dabei ist daher eine rechtzeitige Gesundheitsförderung. Ein entwicklungsorientierter und eine theoriegeleitete Gesundheitsförderung sollte bedeutsame Einflussfaktoren auf die Eingliederung der jungen Menschen Rücksicht nehmen wie beispielsweise die früheren Lebensereignisse durch Erziehung, Verhaltensweisen oder die sozialen Anforderungen der Eltern, Gleichaltrigen oder den Lehrern, die dadurch die eigenen Denkweisen oder Handlungsweisen im Gesundheitsbereich stark beeinflussen. (Jerusalem, 2006)

4.1 Salutogenesemodell

Anhand des Salutogenesemodell ist vorab eine Veränderte Perspektive auf den Bezug zwischen der Gesundheit und der Krankheit zu unterscheiden. Während im gewöhnlich pathogenetischen Verständnis die Gesundheit als normal und Erkrankungen als ein abweichender Istzustand gesehen wird, befinden sich die Menschen aus der salutogenetischen Sicht dauerhaft in einem Wechsel zwischen Krankheit und Gesundheit. Aus pathogenetischen Aspekten ist ein Mensch zum einen krank und zum anderen gesund, aus salutogenetischer Perspektive hingegen befindet sich der Mensch zwischen gesund und krank. (Holoch, 2017)

Für Medizin-Soziologe Aaron Antonovsky war die Problematik entscheidend, weswegen Menschen trotz schwierigen sozialen Situationen und physischen und psychischen Faktoren gesund bleiben oder besser gesagt sich gesund und andere sich wiederum krank fühlen. Um diese Problematik beantworten zu können werden zwei Teilkonzeptionen der Salutogenese herangezogen, zum einen die generalisierte Widerstandsressourcen und zum anderen das Kohärenzgefühl. Die Widerstandsressource ist eine sog. Ressource, die den Menschen hilft, eine Resistenz gegen Anfälligkeiten für Stressfaktoren zu entwickeln. Diese werden in vier Dimensionen unterteilt. Zunächst kommt die selbst liegende Ressource des Individuums, als nächstes werden die Ressourcen aus dem nahen Umfeld, das dritte wäre die gesellschaftlichen Ressourcen und zum Schluss werden die kulturellen Ressourcen aufgezeigt. Stehen einer Person eine Vielzahl von Generalisierten Widerstandsressourcen zum Gebrauch, kann er so die Erkenntnis machen, dass er auch in unangenehmen Situationen, das Leben meistert und auch schwierige Situationen meistern kann. Aus dieser Erkenntnis entsteht laut Antonovsky ein Empfinden von Kohärenz. (Holoch, 2017)

Laut dem Medizin-Soziologen ist ein stark auffallendes Kohärenzgefühl eine ausgezeichnete Voraussetzung hierfür, dass Personen mit stark ausgeprägten Stresssituationen und Belastungen besser klarkommen. Eine stark auffällige Kohärenz hilft, Stresssituationen positiv zu prägen und sich so in den Gesundheits- und Krankheitszusammenhang in Richtung Wohlbefindens zu bewegen. (Holoch, 2017)

4.1 Die kindliche Entwicklung und Salutogenese

Beurteilt man nun die Bestandteile des Salutogenesemodells aus entwicklungspsychologischer Sicht, wird somit ersichtlich, dass dies nur bei einer agilen Anschauung auf Kinder anwendbar ist. Um dieses Modell für eine gesundheitsförderliche Beschäftigung mit Kindern und Jugendlichen nutzen zu können, müssen auf folgende Faktoren Rücksicht genommen werden: Zum einen sollte man sich vor Augen halten, dass die Schaffung eines einprägsamen Kohärenzgefühls im engen Bezug steht mit einer beständigen Erfahrung, dass die Widerstandsressourcen zu Verfügung stehen, sodass sie aktiv und effektiv verwendet werden können. Aus der salutogenetischen Sicht hängt also die Möglichkeit des Kindes, ein evidentes Kohärenzgefühl zu entfalten, von der Methode ab, wie die Kinder bei seinen Entwicklungsaufgaben und in seinen Entwicklungspotenzialen gestärkt werden. Und zum andern wurde durch eine Studie nachgewiesen, dass eine gesunde Entwicklung darauf angewiesen ist, ob die Kinder u.a. direkte emotionale Beständigkeit und Sicherheit bekommen, Vertrauen in sich selbst oder zu andere Personen aufbauen können oder sich dem Freundeskreis integriert fühlen. Diese Beispiele belegen, dass für die abgesonderten Entwicklungsphasen im Kindes- und Jugendalter jeweils typische Widerstandsressourcen von großer Bedeutung sind. (Holoch, 2017)

Kinder und Jugendliche entwickeln immer mehr eine eigene, individuelle Annahme von ihrer eigenen Gesundheit. Bei der Organisation von gesundheitsförderlichen Angeboten für die Arbeit mit dieser Altersspanne bedeutet die Rücksichtnahme der Meinung, die dem Konzept der Gesundheits- und Krankheitskontinuum voraussetzen, dass eine reine Festigung auf Gesundheitsrisiken nicht zum dauerhaften Erfolg dirigiert werden kann. Da hingegen sollte auf die individuellen Vorstellungen von Krankheit und Gesundheit im Kindes- und Jugendalter geachtet und angeknüpft werden. (Holoch, 2017)

5. Präventions- und Therapieansätze am Beispiel Übergewicht und Adipositas bei Kindern und Jugendlichen

Übergewicht bei Kindern und Jugendlichen ist kein Einzelfall. Durchaus betrifft die Problematik der fortschrittlichen Industriegesellschaft nicht mehr nur die Erwachsenen, sondern mittlerweile auch die Kinder. Aber ab wann sind die Kinder denn überhaupt übergewichtig? Vielen Eltern ist es bekannt, dass Fettleibigkeit als Krankheit angesehen wird, jedoch weniger, welche Auswirkungen starkes Übergewicht mit sich bringen kann. Viele Kinder übernehmen die Gewohnheiten ihrer Eltern im Zusammenhang von Bewegung und Ernährung. Einige Kilos zu viel werden oftmals auf die Wachstumsphase geschoben. Eine tatsächliche Problematik wird meistens übersehen. Abgesehen von Boshaftigkeiten und Hänseleien anderer haben übergewichtige Kinder und Jugendlichen mit einigen gesundheitlichen Auswirkungen zu kämpfen: Dazu gehören u.a. Diabetes, Hypertonie, ein Mangel an Bewegung oder Antriebslosigkeit. Diese genannten Folgen sind nur einige Gefahren für das Wohlbefinden der Kinder.

Forschungsbilanzen der letzten Jahre deuten exakt auf die Bedeutsamkeit der frühen Entwicklung der Kinder von Essgewohnheiten und anderer gesundheitlich essenzieller Lebensgewohnheiten hin. In der Vorschulzeit bietet sich daher die beste Option, die Grundlage für eine gesunde Essgewohnheit zu legen. Die Essgewohnheiten der Kinder werden im hohen Maß von den Eltern bestimmt. Im Laufe der Zeit nimmt der familiäre Einfluss über das Essverhalten jedoch ab dem Schulalter ab, denn die Kinder nehmen immer mehr Speisen auch außerhalb der Familie zu sich beispielsweise in der Schule oder auch im Hort. Generell lässt sich aber sagen, dass eine Bewusste Wahl von Lebensmittel aufseiten der Eltern für die Kinder eine gesunde Ernährung zu Folge hat. Denn die Kinder, die sich bewusst nur nach ihren Vorlieben ernähren verzehren mehr Kalorien und mehr Fett dadurch nehmen sie auch weniger Ballaststoffe oder weniger Vitamine zu sich. (Vögele/ Ellrott, 2006)

Die konstant steigende Prävalenz von Übergewicht und auch Adipositas in beinahe allen Altersgruppen hat zur Folge, dass es zu einer raschen Expansion von Folgeerkrankungen, vor allem von Diabetes Typ- 2 kommt. Die Folgeerkrankungen und auch Adipositas ergeben laut der WHO beträchtliche gesundheitliche Belastung für das 21. Jahrhundert. Die Präventionsmaßnahmen dieser Erkrankungen kommen im Rahmen von gesundheitspolitischen Maßnahmen demnach ausschlaggebende Bedeutungen zu, da die Therapiemöglichkeiten von bereits ausgeprägten Krankheiten teuer und weiterhin nicht förderlich genug sind. (Vögele/ Ellrott, 2006)

Künftige Ansätze der Adipositasvorbeugung im Kindesalter müssen über die anfänglichen Ursprünge hinaus gehen und neben den individuellen Faktoren wie Werte, Gewohnheiten, das soziale Umfeld oder auch die Lebenswelten der Kinder sowie auch das der Eltern etc. berücksichtigt werden. Da Verhaltensweisen in zweckmäßigen Zusammenhängen verstrickt sind, sind daher rein belehrende Grundgedanken wie beispielsweise die Ernährungserziehung oder auch die Ernährungsaufklärung nicht zureichend wirksam. Daher bedarf es einer Erweiterung um politische, soziale und auch strukturelle, was insbesondere an das gesellschaftliche Umfeld oder auch an die Lebenswelten adressiert ist. Eine effektive Politik des gesundheitlichen Verbraucherschutzes sollte über die herkömmlichen Sektoren des Gesundheits- und Verbraucherschutzes hinaus gehen, diese sollten die Verantwortung für die Abnehmer zur Kenntnis nehmen und Konsequenzen von politischen Entscheidungen auf das Wohlbefinden des Menschen mitberücksichtigen.(Kersting, 2009) *„Die neue Gesundheitspolitik darf nicht eine Politik des medizinischen Versorgungswesens sein, sondern sollte die gemeinsamen Ursachen von Umwelt- und Gesundheitsproblemen und zentralen Themen wie Ernährungs-, Verbraucher- und Umweltpolitik zum Thema haben." (Kersting, 2009, S. 123)*

Die aktuelle Auseinandersetzung zum Thema Übergewicht verstärkt den Verdacht, dass von Seiten der Politik und der Wissenschaft die Ernährungsrisiken voreingenommen und unspezifisch interpretiert wird. So wird beispielsweise bei der Nationalen Verzehrstudie II (NVS II) ein BMI von 25 eine Grenzlinie für den Übertritt zur Gesundheitsgefährdung gezogen. Adiposität bei Kindern ist eine Problematik. Fettleibige Kinder sollten sich selbst nie als Problem sehen, jedoch werden sie oft von anderen Kindern schikaniert. Schnell verinnerlichen diese, dass dicke Personen nichts wert sind. *„Auch Erwachsene treten adipösen Kindern mit Vorurteilen gegenüber, wie tagtäglich in Schulen zu beobachten ist. Kinder benötigen aber von Erwachsenen Schutz und Hilfe. Sie dürfen nicht für eine Ernährungsweise und ein Körpergewicht diskriminiert werden, welches von einer Welt geschuldet ist, die ihnen von Erwachsenen geboten wird."* (Kersting, 2009, S. 135)

Kinder brauchen eine Grundlage, die ihnen ein gesundes und einfaches Leben möglich machen. Man sollte ein Gespräch über das Gewicht mit Kindern und auch mit Jugendlichen vermeiden. Es ist wichtiger das Selbstwertgefühl zu kräftigen. ((Kersting, 2009) Fettleibigkeit bei Kindern sollten medizinische, inklusive Rehabilitation in Betracht gezogen werden. Die Entscheidungen der Präventionsmaßnahmen treffen Eltern mit ihren Kindern und den behandelnden Ärzten zusammen. Das Ziel der Therapieprogramme für Kinder und Jugendliche mit Adiposität ist eine anhaltende Übergewichtsreduktion und eine Stabilisierung des Körpergewichts sowie die Regulierung der Folgeerkrankungen, die durch Adipositas entsteht zu mindern. Um erfolgreich in der Therapie zu sein, muss die Konzeption spezifisch und multidisziplinär sein. Es gibt zertifizierte Therapieprogramme der AGA, dann gibt es die ambulante Therapie und eine Stationäre Therapie.

6. Fazit

In dieser Hausarbeit wurde die Gesundheitsförderung und Prävention im Kindesalter anhand von Daten aus Deutschland genauer beschrieben. Sowohl Gesundheitsförderung als auch Prävention sind zwei Interventionsformen, welche das Auftreten von Erkrankungen vermindern soll. Die Hauptfrage dieser Arbeit war: Wie gesund sind Kinder in Deutschland? Mit Hilfe unterschiedlichen Recherchen und der KiGGS- Langzeitstudie wurde beschrieben welche Auswirkungen das psychische und physische Wohlbefinden schon im Kindesalter haben kann und wie viele Kinder tatsächlich schon in jungen Jahren darunter leiden.

Zusammengefasst kann gesagt werden das vor allem bei Übergewichtigen und Adipösen Kindern eine koordinierte Handlung für eine Gesundheitsförderung und Prävention gebraucht wird, denn neben der Aufklärung und der Bildung sind insbesondere die politischen und strukturellen Maßnahmen von Nöten, um so den Menschen ein gesundes Leben möglich zu machen. Laut Experten ist eine primäre Prävention eine Lösung vor allem zum Thema Adipositas. Um junge Menschen vor allem aber den Kindern bei der Entwicklung einer gesunden Lebensart zu bekräftigen, müssen gezielt gesundheitsförderliche Aktionen gesetzt werden. Die Gelegenheiten von Kindern und Jugendlichen auf ein gesundes und normales Leben und ihre Auffassungsgabe, Schutzfaktoren zu entfalten und gesundheitliche Risikofaktoren zu vermeiden, hängen im Großen und Ganzen davon ab, welche gesundheitlich wichtigen Verhaltensweisen und Ansichten sie in den ersten Jahren entwickeln und in welchem Maß sie unter förderlichen Umständen aufwachsen

Abschließend kann gesagt werden, dass vor allem für die Kinder und die Jugendlichen eine gesundheitsbezogene Lebensweise ausgesprochen wichtig ist, damit ihrem körperlichen sowie ihrer geistigen Entwicklung nichts mehr im Weg steht.

II. Literaturverzeichnis

Schlicht, W./ Brand, R. (2007): Körperliche Aktivität, Sport und Gesundheit- Eine Interdisziplinäre Einführung. Juventa, München

Steinbach, H. (2007): Gesundheitsförderung: Ein Lehrbuch für die Pflege- und Gesundheitsberufe. Facultas.wuv, Wien

Hurrelmann, K. (1990): Familienstress, Schulstress, Freizeitstress. Gesundheitsförderung für Kinder und Jugendliche. Beltz, Weinheim

RKI- Robert Koch Institut (Hg.) (2006): Erste Ergebnisse der KiGGS-Studie zur Gesundheit von Kindern und Jugendlichen in Deutschland. URL: https://www.kiggs-studie.de/deutsch/studie.html [letzter Zugriff: 30.06.2021]

Lohaus, A./ Jerusalem, M./ Klein-Heßling, J. (2006): Gesundheitsförderung im Kindes- und Jugendalter. Hogrefe, Göttingen

Kersting, M. (2009): Kinderernährung Aktuell. Schwerpunk für Gesundheitsförderung und Prävention. Westermann Druck Zwickau GmbH, Sulzbach

Liel, K. / Rademaker, A. (2020): Gesundheitsförderung und Prävention- Quo vadis Kinder- und Jugendhilfe? In: Schlack, R./ Hölling, H./ Mauz, E. (Hrsg.) Die Gesundheit von Kindern und Jugendlichen in Deutschland. Prävalenzen, zeitliche Trends und individuelle Gesundheitsverläufe nach 6 bis 11 Jahren- Ergebnisse aus der KiGGS- Langzeitstudie (S.58-61). Beltz Juventa, Weinheim

Holoch, E./ Lüdcke, M./ Zoller, E. (2017): Gesundheitsförderung und Prävention bei Kindern und Jugendlichen. Lehrbuch für die Gesundheits- und Krankenpflege. Kohlhammer, Stuttgart

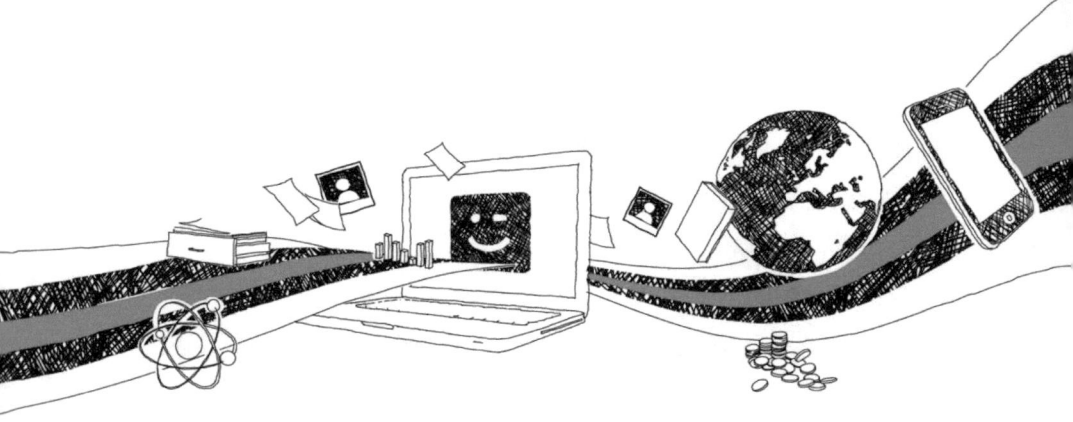
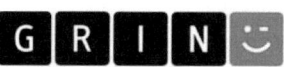